AF611025

SUR LES ASILES D'ALIÉNÉS

DE BORDEAUX ET DE CADILLAC,

ET

SUR LES ASILES D'ALIÉNÉS EN GÉNÉRAL.

RECHERCHES

HISTORIQUES ET STATISTIQUES

SUR LES

ASILES D'ALIÉNÉS

DE BORDEAUX ET DE CADILLAC,

SUIVIES DE NOTES

POUR SERVIR A LA RÉDACTION D'UN PROGRAMME GÉNÉRAL D'ASILE D'ALIÉNÉS ;

Par M. L. de LAMOTHE,

INSPECTEUR DU SERVICE DES ENFANS-TROUVÉS ET DES ÉTABLISSEMENS DE BIENFAISANCE DU DÉPARTEMENT DE LA GIRONDE,

Secrétaire de la Commission des monumens historiques de ce département,
Membre de l'Académie royale des sciences, belles-lettres et arts de Bordeaux, etc.

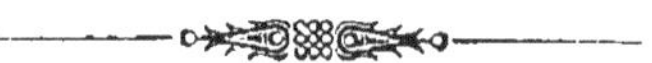

BORDEAUX,

IMPRIMERIE DE BALARAC JEUNE, RUE DU TEMPLE, 7.

ANCIEN HÔTEL DE MALTE.

1844.

RECHERCHES

HISTORIQUES ET STATISTIQUES

SUR

LES ASILES D'ALIÉNÉS DE BORDEAUX ET DE CADILLAC,

SUIVIES DE NOTES

POUR SERVIR A LA RÉDACTION D'UN PROGRAMME GÉNÉRAL

D'ASILE D'ALIÉNÉS.

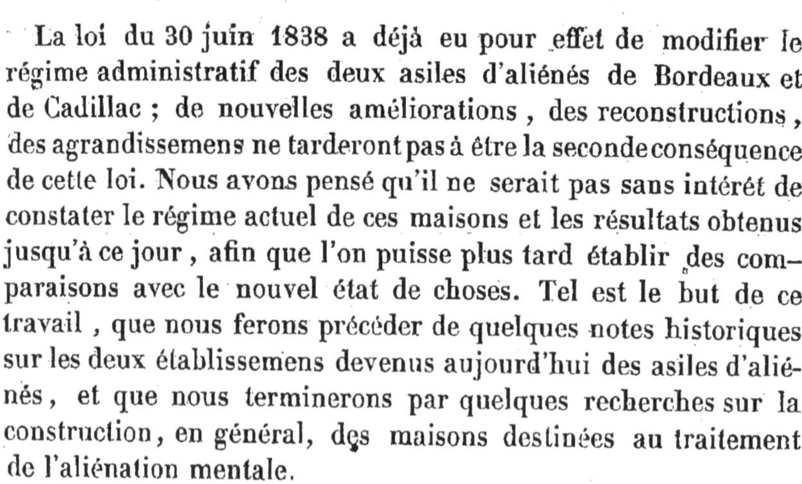

La loi du 30 juin 1838 a déjà eu pour effet de modifier le régime administratif des deux asiles d'aliénés de Bordeaux et de Cadillac ; de nouvelles améliorations, des reconstructions, des agrandissemens ne tarderont pas à être la seconde conséquence de cette loi. Nous avons pensé qu'il ne serait pas sans intérêt de constater le régime actuel de ces maisons et les résultats obtenus jusqu'à ce jour, afin que l'on puisse plus tard établir des comparaisons avec le nouvel état de choses. Tel est le but de ce travail, que nous ferons précéder de quelques notes historiques sur les deux établissemens devenus aujourd'hui des asiles d'aliénés, et que nous terminerons par quelques recherches sur la construction, en général, des maisons destinées au traitement de l'aliénation mentale.

1° ASILE D'ALIÉNÉS DE BORDEAUX.

§ 1er. *Notes historiques.*

Les chroniques de Bordeaux sont remplies de mentions de ravages exercés dans cette ville par des maladies épidémiques, auxquelles les auteurs du temps donnent le nom de *peste*, qui n'étaient certainement que des fièvres intermittentes portées à leur dernier degré de gravité, et produites par le mauvais état des terrains environnant la ville de Bordeaux. En 1586, l'hôpital destiné au traitement des soi-disant pestiférés étant reconnu insuffisant, on songea à en édifier un nouveau (1). Dans ce but, les jurats firent achat d'un bourdieu appelé d'*Arnaud Guiraud*, « hors de la ville et près des murailles, fort commode pour les maisonnettes et bâtimens qui ont été faits aux dépens du public. »

Cette maison, disent les mêmes chroniques, avait été bâtie par Arnaud Guiraud, en 1551.

Des agrandissemens eurent lieu en 1586, 1601, 1602, 1607. A cette dernière date, la demoiselle de Bordes donna une somme de 600 fr. pour la construction d'une chapelle, dans laquelle on grava les armes de cette famille, et une inscription rappelant la générosité de la bienfaitrice.

Depuis lors, la destination de cette maison changea plus d'une fois, avant qu'elle reçût des aliénés; cependant c'est toujours à des œuvres de bienfaisance qu'on la trouve consacrée. Ainsi, en 1614, on y renferme les pauvres mendians, en 1622 on y soigne des soldats infirmes, en 1644 on y *donne le couvert* à des captifs rachetés et conduits par des religieux de l'ordre de la Merci; en 1692, en 1709, on y renferme de nouveau des mendians.

Pendant ces intervalles, le bâtiment fut plus d'une fois inoccupé et mis en ferme par les jurats, dont la juridiction sur cet hôpital avait été établie par un arrêt du parlement du 6 septembre 1629. En 1728, nous le trouvons dans cet état. Les jurats cédèrent alors à deux professeurs en médecine, MM. Grégoire et Pérès,

(1) Voir la note A.

un terrain en dépendant, et sur lequel fut établi le premier jardin des plantes qu'ait possédé la ville de Bordeaux. (Délibérations des jurats des 14 janvier 1726 et 27 juillet 1728.)

« Cette ville, dit l'abbé Baurein dans ses *Recherches sur Bordeaux* (1), n'étant plus sujette, comme autrefois, aux maladies contagieuses, cet hôpital n'est plus d'aucun usage ; aussi s'est-on déterminé à le faire servir de maison de force, où l'on renferme, depuis quelques années, les personnes qui se trouvent dans le cas de le mériter. »

Il s'agit sans doute des filles publiques, que sa modestie ne permet pas à l'abbé Baurein de désigner plus clairement, et qui, en 1760, étaient placées dans l'enclos d'Arnaud Guiraud, où des bâtimens spéciaux ne tardèrent pas à être érigés pour les renfermer.

Jusqu'à présent, cet enclos d'Arnaud Guiraud, qui doit devenir asile d'aliénés, n'a pas reçu d'une manière spéciale les malheureux atteints de cette infirmité. Cependant, en 1729, les jurats de Bordeaux avaient songé à procurer à cette maladie des locaux particuliers. Par une convention passée, au mois de juin de cette année, avec le bureau de l'hôpital de la *Manufacture*, on construisit six loges dans cet hôpital pour l'un et l'autre sexe ; l'entretien des malades, admis sur un billet signé de trois jurats, devait avoir lieu moyennant une rente annuelle et perpétuelle de 1,000 fr., servie par la ville. D'après nos recherches, les femmes seules furent admises dans ces loges ; les hommes insensés furent sans doute placés dans l'enclos d'Arnaud Guiraud, confondus avec le reste de la population. La construction des premières loges destinées dans cette maison aux aliénés eut lieu en 1776, en vertu d'une délibération des jurats du 16 décembre, qui permit « de construire, à gauche de la porte d'entrée de la maison de force, sur l'enclos d'Arnaud Guiraud, deux loges de six pieds et demi de long sur six pieds de large, pour y transférer deux sœurs depuis long-temps tombées en démence, et renfermées, à raison de ce, dans le couvent de la Magdeleine ». Une autre délibération du 24 mars 1777 permet la construction « d'une loge de sept pieds en carré pour une pauvre femme tombée en démence ». Le nombre des loges s'accrut successivement ; en 1792, il était de vingt-

(1) Manuscrit déposé aux archives de la mairie.

quatre, indépendamment de quatorze établies dans l'hôpital de la Manufacture. Pendant cette année, la dépense des aliénées à la Manufacture fut de 2,679 liv. 13 s.; les recettes s'élevèrent à 2,166 liv. 4 s., sur laquelle somme la municipalité fournit 1,143 liv. 12 s. Dans l'enclos d'Arnaud Guiraud, la dépense des aliénés fut, pendant la même année, de 7,278 l. 13 s.; la recette s'éleva à 7,546 l. 14 s. 3 d, savoir : 1° 1,271 liv. 18 s. 3 d. en loyers d'échoppes; 2° 6,274 liv. 16 s. en secours fournis par la municipalité.

Le document auquel nous empruntons ces détails nous donne, en outre, les renseignemens suivans : « Cet établissement d'Arnaud Guiraud, destiné aux aliénés, n'a jamais eu de régime fixe; c'est la municipalité qui en a la régie, sous l'inspection de deux de ses commissaires. Plusieurs administrateurs se partagent les détails, comme dans les autres hôpitaux. »

D'après une délibération de la commission des hospices, du 4 pluviose an 10, les aliénés de l'hôpital de la Manufacture durent être évacués sur l'enclos d'Arnaud Guiraud, où l'on répara, pour les recevoir, les vieilles loges du jardin.

En frimaire an 12, des travaux importans de réparation furent exécutés dans le bâtiment qui renfermait, en un seul enclos, maison de force occupée par des détenues, hospice de convalescence, aliénés.

En 1802, les aliénés étaient au nombre de trente-sept. Pas plus loin de nous, ils n'étaient soumis, pour ainsi dire, à aucun régime médical. L'année suivante, sept sœurs de l'ordre de Nevers furent appelées au service de cette maison; elles trouvèrent les choses dans un état affreux. On se bornait à renfermer les aliénés et à les enchaîner comme des bêtes farouches. Une sœur, qui se trouve encore à l'asile, nous a raconté avoir vu, les jours de fête, la population venir en foule visiter les aliénés. Chaque curieux payait une somme de deux sous, et si, pendant la visite, les fous étaient tranquilles, s'ils ne donnaient lieu à aucune scène divertissante, alors on recourait à un moyen que l'on n'ose pas pratiquer à l'égard de bêtes sauvages, plus dangereuses, il est vrai, qu'un malheureux privé de sa raison : à l'aide d'un bâton, le gardien (je ne sais s'il s'appelait alors infirmier) agitait l'aliéné jusqu'à ce qu'il se mît en colère, et qu'il servît de spectacle à ce public impitoyable.

Cependant, des améliorations partielles se réalisaient de temps en temps. Un arrêté du préfet, du 20 juillet 1804, ordonna la construction de douze nouvelles loges. Le décret du 25 avril 1808 décida, par son article 13, qu'il serait construit à l'hospice des aliénés un bâtiment séparé, propre à recevoir dix ou douze malades payans, et une somme de 40,000 fr. fut affectée, par l'article 44, à l'exécution de ce travail. En 1809, tous les bâtimens élevés sur l'enclos d'Arnaud Guiraud, et dont une partie, avons-nous déjà dit, avait servi de prison pour les femmes, furent consacrés aux aliénés. Les vingt-quatre anciennes loges disparurent; une seule resta debout, transformée en chai à bois. Il y avait alors cinquante-huit aliénés, vingt-sept hommes et trente-une femmes.

L'encombrement de l'hôpital Saint-André avait déterminé, en l'an 8, à transformer quelques salles de l'asile des aliénés en hospice de convalescence; cet hospice disparut en 1813, et les bâtimens qu'il occupait servirent à l'agrandissement de l'asile, dont la population s'élevait, à la fin de l'année, au chiffre de quatre vingt-onze. Un document daté de 1817 nous fournit les indications suivantes: « On reçoit dans cette maison, outre les pauvres, des pensionnaires à divers prix de pension: vingt-deux payent chacun 1,200 fr. Pendant long-temps, les aliénés ne pouvaient être admis qu'après avoir été interdits; il résultait de là des accidens graves: plusieurs d'entre eux étaient forcés d'aller au loin pour chercher un asile, et les pauvres étaient enfermés dans le fort du Hâ ou à l'Hôtel-de-Ville, jusqu'à ce que le procureur du roi ou la famille de ces malheureux eussent fait prononcer leur interdiction. Maintenant les parens s'adressent au domicile de l'aliéné; une enquête est faite pour constater l'état mental du malade; les pièces sont envoyées au préfet qui ordonne l'admission, laquelle n'est définitive qu'après le vu des membres de la commission chargée de la maison des aliénés. » Ces diverses améliorations furent le fruit d'un arrêté préfectoral du 20 décembre 1814, lequel détermina, pour la constatation de la démence, l'admission dans un asile, la sortie, le paiement des frais de séjour, des dispositions qui offrent une grande analogie avec celles de la législation qui nous régit en ce moment. Un second arrêté, du 18 février 1818, rappelant l'acte précédent, eut pour objet de protéger la liberté individuelle, en empêchant toute séquestration illicite dans les prisons, sous prétexte d'aliénation mentale.

Le personnel hospitalier se composait alors (1817) de douze sœurs, d'un aumônier, d'un préposé aux entrées, de huit infirmiers et de dix infirmières.

Vers 1820, le docteur Esquirol visita toutes les maisons d'aliénés de France ; il vint à Bordeaux, et le compte-rendu qu'il a fait de cette maison prouve qu'à cette époque c'était un des asiles qui laissaient le moins à désirer. Écoutons-le parler (1).

« L'hôpital des aliénés de Bordeaux est situé au sud de la ville, dans une belle exposition, et isolé des quartiers populeux. Il est généralement connu sous le nom de *Couvent de force*. Cette maison était anciennement destinée à la répression des filles et des femmes arrêtées par la police. Les fous y avaient un quartier, ainsi que dans l'hospice des Enfans-Trouvés. Ces malheureux étaient aussi renfermés à l'Hôtel-de-Ville et au fort du Hâ (prison départementale). En 1803, les aliénés furent réunis au Couvent de force. Les anciens bâtimens furent occupés par les religieuses, la pharmacie, l'église, deux dortoirs, et quelques chambres pour des aliénés pensionnaires et tranquilles. Les deux dortoirs, plafonnés et bien aérés, contiennent vingt-six lits. On bâtit d'abord des cellules des quatre côtés d'une grande cour carrée, plantée, divisée en deux par une grille et par un pavillon au centre, pour les bains et les douches ; plus tard, on ajouta à cette première construction trois cours entourées de cellules. Chaque cour a son chauffoir vaste et bien aéré ; elle est plantée d'arbres. Ce premier quartier fut définitivement réservé pour les hommes, lorsqu'on eut construit, en 1819 et 1820, une division pour les femmes, composée aussi de quatre préaux, entourés de cellules. La division des hommes est séparée de celle des femmes par un grand jardin et par les anciennes constructions dont j'ai parlé plus haut. Toutes les cellules sont au rez-de-chaussée; elles sont grandes, remarquables en ceci que, au-dessous de l'appui de chaque croisée, on a établi un siége d'aisance, qui, s'ouvrant sur la cour, est débarrassé du vase en dehors de la chambre.

» Les religieuses qui dirigent l'établissement appartiennent à la

(1) *Des Maladies mentales*, t. II, p. 435.

congrégation de Nevers ; ces dames ont établi et maintiennent un ordre, une propreté admirables ; et, loin de permettre que les serviteurs abusent des moyens de répression, elles font régner partout la douceur, l'humanité, la bienfaisance. Les malades y jouissent de toute la liberté possible. Un médecin en chef, un adjoint et deux chirurgiens, sont chargés du service médical. La nourriture est bonne et abondante; elle est la même pour tous les habitans de la maison; les pensionnaires ont du vin... »

Nous avons déjà vu qu'à diverses époques, des bâtimens élevés sur l'enclos d'Arnaud Guiraud avaient servi à renfermer des détenus, des pauvres, des infirmes et des mendians ; un bâtiment spécial, mais contigu, avait été affecté au dépôt de mendicité, qui, plus tard, avait pris une constitution régulière. Cependant, en 1808, un nouveau dépôt fut créé, par la volonté de l'empereur, sur un terrain voisin, et permit d'évacuer la partie de l'enclos d'Arnaud Guiraud affectée à cette destination ; les détenus, au nombre de cinquante-six, furent transférés dans la maison centrale de Villeneuve-d'Agen. En 1823, le dernier dépôt de mendicité, établi d'après un régime vicieux, avait cessé depuis plusieurs années de fonctionner, et sa suppression définitive donna lieu à la concession à l'administration des hospices de deux bâtimens et de deux cours, qui faisaient partie de cet établissement (ordonnance du 7 mars 1823) (1). Une de ces cours reçut vingt-deux loges pour les dames pensionnaires; la seconde reçut, en 1824, le quartier des femmes indigentes, et vit aussi s'élever de nouvelles constructions. Sauf ces changemens, l'état de la maison des aliénés de Bordeaux ne différait pas, en 1834, d'après la description publiée par M. le docteur Ferrus (2), de celui qu'elle offrait en 1820.

Malgré les diverses améliorations que nous venons de signaler rapidement, on renferma jusqu'en 1836, dans les prisons, les individus arrêtés comme dangereux, en vertu des ordres du procureur du roi. Le conseil général, dans sa session de 1836, mit un terme à un état de choses si affligeant pour l'humanité, en

(1) La plus grande partie des constructions du dépôt de mendicité fut donnée à l'archevêque de Bordeaux, pour la formation du Petit-Séminaire.

(2) Ferrus. *Des Aliénés; considérations sur l'état des maisons qui leur sont destinées, tant en France qu'en Angleterre*. Paris, Mme Huzard, 1834 (*rare*).

votant les fonds nécessaires pour la construction de huit loges destinées à ces séquestrations provisoires (1).

Depuis ce moment, des travaux partiels ont été exécutés à diverses reprises ; ils ont eu principalement pour but l'établissement de dortoirs en commun, de promenoirs, l'assainissement des localités, etc. Une décision du ministre de l'intérieur, sous la date du 26 août 1844, ayant statué que la maison d'aliénés de Bordeaux serait exclusivement affectée aux femmes, une sorte d'incertitude, qui n'avait pas permis de marcher franchement dans la voie des améliorations, a ainsi disparu, et on ne tardera pas sans doute à voir effectuer, dans cet asile, les changemens nécessaires pour le mettre sur le pied des établissemens les plus perfectionnés.

§ II. *État actuel.*

L'asile des aliénés de Bordeaux renferme cinq quartiers : deux pour les hommes, un pour les pensionnaires, et un pour les indigens ; et trois pour les femmes, un pour les pensionnaires, un pour les indigentes paisibles, et un pour les indigentes épileptiques, agitées, gâteuses, etc.

Ces bâtimens occupent les trois côtés d'un vaste jardin : sur le côté central, le logement des employés et les divers services de la maison, avec une cour au milieu, complantée d'ormes, et une autre cour de service ; sur le second côté, à droite du précédent, les quartiers des femmes paisibles, des femmes indigentes agitées, des hommes indigens, des hommes pensionnaires ; sur le troisième côté, à gauche du premier, est établi le quartier des femmes pensionnaires.

Tous les hommes pensionnaires sont en chambres, quelques-unes planchéiées, quelques autres carrelées, non plafonnées ; quelques-unes seulement chauffées l'hiver par des cheminées. Celles-là servent particulièrement aux malades. Un réfectoire,

(1) Indépendamment des publications citées jusqu'à présent, on peut encore consulter, sur l'état ancien de l'asile d'aliénés de Bordeaux, les ouvrages suivans : *Statistique du département de la Gironde,* par M. Jouannet; Bordeaux, Lavigne, 1843 ; *Considérations sur l'hôpital des aliénés de Bordeaux,* par M. le docteur Révolat père ; Bordeaux, H. Gazay, 1838 ; *Considérations sur l'aliénation mentale,* par Azam, médecin ; brochure in-4°.; Montpellier, Martel aîné, 1818.

un promenoir, chauffés l'hiver par un poêle, sont affectés à ce quartier.

Les loges, le promenoir, le réfectoire occupent le rez-de-chaussée d'une cour rectangulaire, longue de 58 mètres 50 centimètres, large de 24 mètres.

Le quartier des hommes indigens comprend quarante-une loges au rez-de-chaussée, carrelées, non plafonnées, ni chauffées, ni éclairées pendant l'hiver; trois loges servent d'infirmerie: celles-là sont chauffées par des cheminées.

Un dortoir de trente lits, et une infirmerie de deux lits, avec cheminée, sont placés au premier étage, au-dessus d'un promenoir; ce dortoir est planchéié, plafonné, a des fenêtres opposées; il est éclairé la nuit par des lampes.

Un promenoir est carrelé, plafonné, chauffé. Ce quartier renferme aussi un second promenoir plus petit, planchéié, puis un réfectoire.

Les loges bordent les côtés d'une cour rectangulaire, longue de 58 mètres 50 centimètres, large de 39 mètres; quelques-unes forment, au centre de la cour, un bâtiment dans lequel sont réunies une cuisine, une salle de bains.

Le quartier des femmes pensionnaires ne présente que vingt-deux loges, toutes au rez-de-chaussée; cinq seulement sont planchéiées; les autres sont carrelées; aucune n'est plafonnée; quatre servent d'infirmerie et sont chauffées par des cheminées.

Deux réfectoires, un promenoir, carrelés, mais garnis de tapis, chauffés, font partie de ce quartier.

Ces bâtimens sont disposés autour d'une cour trapézoïde, longue de 88 mètres, large de 16 mètres au centre.

Le quartier des indigentes paisibles comprend douze loges au rez-de-chaussée, toutes planchéiées, à l'exception de deux, non chauffées, non plafonnées; plus deux dortoirs, chacun de dix-huit lits, carrelés, non plafonnés, non chauffés.

Un promenoir sépare les deux dortoirs; un ouvroir est affecté aux travaux de couture. Les aliénées mangent en réfectoire.

Ces bâtimens sont rangés autour d'une cour trapézoïde, longue de 59 mètres, large de 18 mètres au centre.

Les indigentes paisibles jouissent d'un troisième dortoir placé à une certaine distance de ce quartier, sous le logement des sœurs; il est carrelé, non plafonné, non chauffé.

Le quartier des indigentes agitées comprend onze loges au rez-de-chaussée, carrelées, non plafonnées, ni chauffées, ni éclairées; plus un dortoir carrelé, non plafonné, non chauffé. Un promenoir est affecté à cette classe.

Le seul préau consacré à ce quartier est une allée, longue de 62 mètres, large de 4 mètres.

Tous les dortoirs sont éclairés la nuit par des lampes.

On ne trouve de lits en fer que dans le grand dortoir des hommes.

Toutes les cours, celle des femmes agitées exceptée, sont complantées de platanes.

La cuisine, la pharmacie, la buanderie, les salles de bains et de douches pour les hommes et pour les femmes, la salle des morts, la salle d'autopsie, la chapelle, etc., offrent, en général, des dispositions convenables.

Cette description, quoique succincte, peut servir à donner une idée de l'état actuel de l'asile de Bordeaux; elle aura fait comprendre qu'il était encore susceptible de plus d'une amélioration; que les divisions sont insuffisantes; que des dortoirs doivent remplacer des loges. Des grilles, des barreaux de fer doivent être enlevés; les moyens de chauffage sont défectueux ou manquent totalement; le travail, les moyens d'instruction sont encore à organiser. Toutes ces améliorations seront réalisées à mesure que les bénéfices de l'établissement permettront d'y affecter les fonds nécessaires; elles sont assurées par l'intelligente direction qui préside à cet asile. Après avoir constaté cette tendance bien marquée vers le progrès, toute critique serait, au moins, superflue; elle n'aiderait en effet à aucun bien, puisque c'est la force même des choses qui ne permet pas que l'on avance plus rapidement dans cette voie.

Le personnel hospitalier se compose de: un directeur, un receveur-économe, un médecin en chef, un médecin consultant, un chirurgien, un élève interne, un aumônier externe, douze sœurs, vingt-quatre personnes de service.

Les fournitures principales sont faites à l'asile par l'intermédiaire de l'administration des hospices et en vertu des marchés passés par elle; le pain, confectionné par cette administration, est livré au prix moyen de 28 cent. le kilogramme, et la viande, au prix moyen de 65 cent. le kilogramme.

Le tarif des dépenses d'entretien, de séjour et de traitement des personnes admises dans l'asile de Bordeaux, a été fixé ainsi qu'il suit pour 1843, savoir :

Prix de journée de 1re classe	. . . .	3 fr.	30 c.
— — 2e —	. . . .	1	40
— — 3e —	. . . .	1	»

Le régime alimentaire des pensionnaires de la première classe se compose de trois repas : déjeûner, dîner et souper. Pour le déjeuner, on donne du café au lait, du chocolat, du thé ou du bouillon, suivant les prescription du médecin ; pour le dîner, la soupe, deux plats et un dessert ; pour le souper, un plat de rôti ou de ragoût, plus du poisson, ou des légumes, ou de la salade, et un dessert. A chacun de ces deux derniers repas, une demi-bouteille de vin.

Les pensionnaires de la deuxième classe sont confondus avec les indigens, quant au logement ; mais leur régime alimentaire offre quelques améliorations : il comprend, à déjeûner, une ration de pain de 30 décagrammes et 10 centilitres de vin, ou 40 centilitres de bouillon ; pour dîner, 40 centilitres de bouillon, 25 décagrammes de pain, 13 décagrammes de viande, 20 centilitres de vin et un dessert ; pour souper, 25 décagrammes de pain, 13 décagrammes de viande ou un plat de légumes, 20 centilitres de vin, et un dessert.

Enfin, le régime des indigens est le même que le précédent, sauf le dessert des deux derniers repas. Deux fois par semaine, la viande est remplacée par une portion maigre, consistant en vingt décagrammes de légumes secs.

Le régime des femmes est le même que celui des hommes. Il n'y a de différence que pour les quantités. Les femmes reçoivent dix décagrammes de pain et dix-huit centilitres de vin en moins que les hommes.

Une ordonnance royale du 7 février 1844 a réglé les proportions dans lesquelles les communes, suivant leurs revenus, doivent concourir avec le département à la dépense des aliénés indigens dangereux et à la dépense de ceux non dangereux.

Dix places sont affectées dans l'asile de Bordeaux aux aliénés indigens non dangereux. Le nombre de ces aliénés est cependant de trente environ ; ils existaient antérieurement à la loi du 30 juin 1838, et le conseil général a décidé qu'ils y seraient maintenus.

§ 3. *Tableaux statistiques.*

1° Mouvement de la population de l'asile d'aliénés de Bordeaux, depuis 1811.

ANNÉES.	SITUATION au 1er janvier.	NOMBRE des ENTRÉES.	TRAITÉS.	SORTIS.	DÉCÉDÉS.	RESTANT au 31 décemb.
1811	66	20	86	5	8	73
1812	73	21	94	7	8	79
1813	79	34	113	14	8	91
1814	91	29	120	10	6	104
1815	104	34	138	20	22	96
1816	96	24	120	11	8	101
1817	101	28	129	10	11	108
1818	108	19	127	8	7	112
1819	112	10	129	6	6	117
1820	117	20	137	9	11	117
1821	117	28	145	15	10	120
1822	120	10	130	9	11	110
1823	110	17	127	9	4	114
1824	114	22	136	7	5	124
1825	124	33	157	13	12	132
1826	132	36	168	12	7	149
1827	149	22	171	11	15	145
1828	145	30	175	10	17	148
1829	148	23	171	9	11	151
1830	151	35	186	13	13	160
1831	160	21	181	10	10	161
1832	161	18	179	5	13	161
1833	161	21	182	10	7	165
1834	165	20	185	6	10	169
1835	169	19	188	12	10	166
1836	166	15	181	9	14	158
1837	158	29	187	9	13	165
1838	165	31	196	8	16	172
1839	172	25	297	14	12	171
1840	171	55	225	16	17	192
1841	192	59	251	38	27	186
1842	186	86	272	37	29	206
1843	206	80	286	60	32	194

2° Mouvement détaillé de la population de l'asile de Bordeaux en 1843.

	Hommes.	Femmes.	Total.
Il existait au 1er janvier 1843	92	114	206
Il a été admis en 1843	49	31	80
Total	141	145	286
Il est mort	22	10	32
Le nombre des sorties par guérison ou autrement est de	31	29	60
Total	53	39	92
Il restait au 31 décembre 1843	88	106	194

Le nombre des journées a été de 71,780

Les dépenses se sont élevées à .... 97,489 fr.

Les ressources — à 111,411

D'où suit, pour prix de la journée moyenne de l'aliéné...... 1 fr. 35 $\frac{86}{1,000}$

3° Professions antérieures des aliénés composant la population de 1843.

		Hommes.	Femmes.	Total.
Professions libérales.	Culte, droit, médecine, belles-lettres, employés	23	2	25
	Rentiers, propriétaires	26	21	47
	Militaires	15	»	15
	Artistes	2	»	2
	Négocians, commerçans	7	8	15
	Marchands en détail	10	11	21
Professions mécaniques.	Ouvriers en bois	7	»	7
	— fer	5	»	5
	— or et argent	2	2	4
	— autres métaux	1	»	1
	— filature et tissus	4	12	16
	— bâtimens	6	»	6
	— cuirs et peaux	4	9	13
	— teinture	1	»	1
	— comestibles, boissons et objets de bouche	1	8	9
	— objets d'habillement et de luxe	5	19	24
Gens occupés de travaux aratoires		7	10	17
Gens de peine		8	19	27
Domestiques		5	18	23
Sans professions		1	2	3
Profession inconnues		1	4	5
Totaux		141	145	286

4° Causes présumées de l'aliénation, d'après la population de 1843.

		Hommes.	Femmes.	Total.
Causes physiques.	Effets de l'âge	»	»	»
	Idiotisme	7	6	13
	Irritabilité excessive	12	12	24
	Excès de travail	12	»	12
	Dénuement	13	15	28
	Onanisme	11	7	18
	Maladies de la peau	4	6	10
	Coups, blessures	2	»	2
	Syphilis	5	»	5
	Hydrocéphales	1	»	1
	Épilepsie, convulsions	6	6	12
	Fièvre, phthysie, maladie du cœur	6	1	7
	Émanations de substances malfaisantes	»	»	»
	Abus du vin et des liqueurs	6	»	6
Causes morales.	Amour et jalousie	4	12	16
	Chagrin	7	12	19
	Événemens politiques	12	4	16
	Ambition	4	3	7
	Orgueil	11	8	19
	Religion mal entendue	6	28	34
Aliénation simulée		»	»	»
Causes inconnues		14	25	39
	Totaux	141	145	286

5° Classement des aliénés d'après le caractère de leur folie.

Au 1er septembre **1844**, *M. Bazin, médecin de l'asile de Bordeaux, classait les aliénés de la manière suivante :*

	Hommes.	Femmes.	Total.
Démence calme	16	15	31
Démence agitée	1	5	6
Délire maniaque intermittent	10	11	21
Idem id. partiel	14	17	31
Id. id. général	14	18	32
Lypémanie mélancoliqne	»	6	6
Id. religieuse	2	6	8
Id. suicide	»	2	2
Démonomanie	1	»	1
Érotomanie	»	1	1
Nymphomanie	»	2	2
Hallucinés avec calme	2	2	4

	Hommes.	Femmes.	Total.
Idem agités	1	2	3
Phrénasthénie	6	3	9
Lypémanie homicide	1	1	2
Épilepsie avec complication de délire maniaque	6	5	11
Paralysie générale	2	1	3
Imbécillité	6	6	12
Stupidité	4	»	4
Idiotie	3	3	6

Chercherons-nous à tirer des déductions des chiffres que nous venons de présenter? Nous demanderons-nous si le chiffre de l'aliénation mentale va augmentant de nos jours, si la civilisation tend à faire diminuer le chiffre des causes physiques et à faire augmenter celui des causes morales? Nous avons lu les divers écrits publiés sur ces questions, examiné les opinions contradictoires émises par M. Moreau de Jonnes, et par MM. Brière de Boismont, Parchappe, Leuret, etc., et nous sommes restés dans un doute complet. Nous croyons qu'il n'y a que peu d'années que les aliénés reçoivent des soins intelligens; que de grands progrès seront prochainement réalisés dans le régime hygiénique de ces malheureux. Nous avons vu faire aussi des statistiques, et nous savons quel degré de confiance on doit y apporter. Voilà pour nous plus de raisons qu'il n'en fallait pour nous abstenir d'adopter une opinion quelconque sur les questions que nous venons d'indiquer, questions qui, nous le croyons, ne pourront être encore de long-temps résolues par la statistique avec quelque degré de certitude.

2° ASILE D'ALIÉNÉS DE CADILLAC.

§ Ier. — *Notes historiques.*

La municipalité de Cadillac fait remonter l'origine d'un hospice dans cette localité jusqu'au douzième siècle ; mais cette assertion est dénuée de preuves. La tradition qui en attribue la fondation à Assalhide de Bordeaux, femme de Pierre II de Grailly, vicomte de Benauge et de Castillon, est beaucoup plus probable. Le testament d'Assalhide porte la date de 1327 ; ainsi ce serait au quatorzième siècle seulement que remonterait la fondation de cet hospice.

Des actes de 1335, dressés par les notaires Donnaval, Colonge et Peyparatge, établissent qu'alors l'hospice jouissait de diverses propriétés. Ces actes, et un assez grand nombre d'autres postérieurs, fondent des rentes de plusieurs sols bordelais, établies sur des lopins de terre dans les environs de Cadillac. Alors cet hospice était placé sous l'invocation de saint Léonard. Les jurats de la ville l'administraient et y admettaient, selon les mœurs du temps, les voyageurs indigens, les pèlerins.

En 1589, un chanoine, Jacques Guyton, donna à cet établissement une somme de dix écus bordelais. Par son testament du 15 mai 1592, l'évêque d'Aire, François de Foix, lui laissa une assez forte somme, dite *l'aumône de Candale*, avec une certaine quantité d'eau magistrale, dont il légua la composition à Bonnassin, dit *Lamyac*. Il lui fit aussi donation de la terre noble d'Huzets, dans la commune de Ladoux, en Benauge, sous la condition qu'il fournirait à l'hospice de Cadillac, et aux pères Augustins de Bordeaux, pour la distribuer aux pauvres, la quantité d'eau magistrale qui leur serait nécessaire. Enfin, le duc d'Épernon, dont le séjour à Cadillac jeta tant d'éclat sur cette jolie résidence, ne pouvait oublier l'hospice. Alors, des constructions nouvelles s'élevèrent, les revenus de la maison furent accrus, les propriétés augmentèrent, et tout cela fut l'œuvre du puissant seigneur. Aussi la maison reconnaissante changea-t-elle d'invocation ; elle abandonna celle de saint Léonard pour prendre celle de sainte Marguerite, nom que portait la duchesse d'Épernon, Marguerite de Foix et de Candale. Des religieux de l'ordre de Saint-Jean-de-Dieu furent appelés à desservir cet établissement ; ils étaient au nombre de cinq, en l'honneur des cinq plaies du Christ.

L'acte de fondation du nouvel hôpital fut dressé le 2 juin 1617, par Capdaurat, notaire royal. Les religieux adhérèrent, en présence des jurats et des bourgeois, aux conditions qui leur furent imposées par l'acte de fondation. Douze lits y existeront pour autant de malades, et six lits pour les pélerins, qui ne pourront y passer plus de deux nuits.

La commune céda alors son hospice au duc. « Sur quoi, porte la délibération prise par les jurats et bourgeois de Cadillac, le 2 juin 1617, lesdits bourgeois, faisant et représentant aujourd'hui tous le corps des bourgeois de ladite ville, et de l'avis aussi desdits jurats, ont déclaré et déclarent qu'ils consentent que les fonds et revenus dudit hôpital soient et demeurent confus avec la fondation de mondit seigneur.... »

L'hôpital ne recevait alors que des hommes et quelques enfans trouvés, dont une partie était élevée dans l'hospice et l'autre placée à la campagne chez des nourrices. Les femmes malades ou infirmes étaient confiées aux soins des dames de la confrérie de Notre-Dame de la Miséricorde, qui était établie dans l'église du chapitre collégial.

Bernard de Foix et de la Valette, fils du duc d'Épernon, suivit l'exemple de son père, en enrichissant le même établissement. Ainsi, en 1654, il fit, en faveur de l'hospice, une donation de 14,800 liv.; et, par testament du 18 juillet 1661, il lui légua une nouvelle somme de 28,000 livres.

Peu de temps avant 1789, on envoyait à la maison de Cadillac, en même temps que des malades, les fils de famille dont on voulait réprimer les prodigalités. C'est ainsi qu'à l'aide de lettres de cachet, on apaisait par la claustration l'effervescence d'un sang trop bouillant, les écarts d'une jeunesse trop pétulante. Mais la révolution ne se borna pas à ouvrir les portes à ces injustes détentions ; les biens des hospices passèrent, on le sait, dans les mains de l'état; l'hospice de Cadillac fut détruit : à peine laissa-t-on subsister ses murs. Sous le règne des lois, il s'est reconstitué sur une base plus forte et surtout plus utile : il a été converti en asile d'aliénés ; mais la fondation du duc d'Épernon a toujours été respectée.

Les sœurs de l'ordre de la Sagesse y entrèrent le 22 septembre 1808 ; en 1811 elles étaient au nombre de quatre. Alors, une salle de quinze lits pour hommes était destinée aux malades de Cadillac, aux vieillards infirmes, aux marins, aux voyageurs malheureux surpris par la maladie. Quatorze lits étaient, en outre, occupés par des vieillards indigens que l'on comptait diriger sur Bordeaux, dès que le dépôt de mendicité, alors en construction, serait en mesure de les recevoir.

Deux chambres basses, malsaines, privées d'air, étaient consacrées aux femmes, qui y avaient treize lits.

Le quartier des aliénés renfermait vingt-une personnes, dont six étaient pensionnaires.

En 1817, les aliénés étaient au nombre de trente-sept, sur lesquels quatre pensionnaires. Le personnel hospitalier se composait de dix sœurs, dont six seulement payées, un aumônier, quatre ou cinq infirmiers et autant d'infirmières.

Une ordonnance royale, sous la date du 5 mai 1824, en autorisant l'acquisition, au prix de 22,000 fr., de l'ancien couvent des Capucins, appartenant à M. Compans, facilita les moyens de donner un grand développement à l'asile.

Cet établissement possédait, près de l'église Saint-Nicolas-de-Grave, dans la commune de Talence, près Bordeaux, un domaine appelé *les Gahets*, dont la vente, autorisée par une loi du 16 septembre 1807, n'eût lieu qu'en 1825, après d'assez longues contestations avec la fabrique de cette église.

Une ordonnance royale, du 20 décembre 1826, autorisa l'administration de l'hospice d'aliénés de Cadillac à faire procéder aux travaux nécessaires pour son agrandissement, d'après un projet arrêté par le conseil des bâtimens civils. La dépense de ces ouvrages, évaluée à la somme de 130,797 fr., devait être acquittée, d'après cette ordonnance, tant à l'aide des ressources disponibles de l'établissement, qu'au moyen des sommes provenant de la vente d'immeubles à lui appartenant, et des allocations votées par le conseil-général du département. Le prix de ces travaux s'éleva à 157,778 fr.

Vers cette époque, la commune céda à l'asile un chemin communal, sous la condition qu'elle aurait droit à deux nouveaux lits. Ainsi, aujourd'hui, l'hospice civil comprend quatorze lits.

La commission administrative de l'hospice rédigea, sous la date du 28 mars 1831, un réglement de service intérieur.

En 1833, le local fut agrandi de nouveau ; une ordonnance royale du 17 octobre de cette année, autorisa l'acquisition, moyennant la somme de 10,127 fr. 59 cent., y compris les frais, d'un domaine appelé *la Garathe*, et contigu à l'asile.

Ces divers agrandissemens ont permis de secourir un nombre beaucoup plus grand d'aliénés. En 1831, ils n'étaient qu'au nombre de 80; en 1839, ils étaient 277, savoir : 147 hommes et 131 femmes.

La décision du ministre de l'intérieur du 26 août 1844, que nous avons déjà citée comme ayant affecté la maison de Bordeaux spécialement aux femmes, a statué que tous les hommes seraient transférés à Cadillac.

§ II. — *Etat actuel.*

Les bâtimens formant aujourd'hui l'asile d'aliénés de Cadillac se composent de sept corps de logis, et d'une maison occupée par bail à loyer. Les aliénés sont répartis en sept quartiers. Cet asile, en y comprenant la propriété bâtie et non bâtie, occupe une superficie de 3 hectares 87 ares 66 centiares.

Trois quartiers sont affectés aux hommes : l'un d'eux, ayant deux cours, est occupé par les pensionnaires et par les indigens calmes; le deuxième quartier sert aux agités, furieux; le troisième aux gâteux, épileptiques.

Quatre quartiers sont occupés par les femmes : un, ayant deux cours, sert aux pensionnaires et aux indigentes calmes; le deuxième renferme les agitées, furieuses; les deux autres ont reçu, l'un les convalescentes, l'autre les incurables tranquilles.

Voici à peu près la disposition des bâtimens sur le terrain :

Le premier corps de logis, ayant au devant une cour qui ouvre sur la route départementale n° 10, de Bordeaux à Saint-Macaire, est consacré au logement de l'administration. Les appartemens du directeur et les bureaux sont au premier ; le rez-de-chaussée forme le logement des sœurs.

Sur le côté droit de la cour se trouve la chapelle, ayant accès direct sur la rue.

Derrière le premier corps de bâtiment, sont disposés, isolés complétement l'un de l'autre, sur la droite, le quartier Saint-Michel, occupé par les femmes, et comprenant les deux premières divisions, les pensionnaires et les indigentes calmes ; sur la gauche, le quartier, dit de l'Ange-Gardien, renfermant les premières classes des hommes aliénés, c'est-à-dire les pensionnaires et les indigens paisibles. Chacun de ces quartiers forme un rectangle bordé sur trois côtés par un corridor et renfermant deux cours.

Les habitations sont rangées sur trois côtés de ces cours ; les côtés contigus ont leurs habitations séparées par un nouveau corridor, qui perce ainsi le rectangle dans le sens de sa largeur. Les deux côtés réunis s'élèvent seuls d'un premier étage, qui offre la répétition du rez-de-chaussée.

Il n'y a pas de séparation entre les divisions de chaque quartier.

Contigu au corps de logis qui a façade sur la route, à gauche de ce bâtiment, et donnant aussi immédiatement sur la même route, est placé le quartier Saint-Charles, comprenant d'abord la division des femmes agitées, furieuses, etc., puis celle des hommes agités, furieux.

En avançant dans le jardin, sur la gauche, on arrive au bâtiment, dit des Capucins, établi dans une brisure du mur d'enceinte de ce jardin, et consacré aux convalescentes.

Dans le même jardin, mais sur la droite, est le bâtiment dit de Saint-Cyr, qui forme le cinquième bâtiment consacré aux femmes incurables tranquilles.

La maison occupée par bail à loyer, et consacrée aux gâteux, épileptiques, est à proximité, mais complétement isolée de l'ensemble des autres propriétés ; elle est située du côté opposé de la route départementale, en face de l'asile. La construction de deux dortoirs, de trente lits chacun, un au rez-de-chaussée, l'autre au premier étage, et qui relient le quartier de l'Ange-Gardien au quartier des hommes agités, permettra d'abandonner bientôt cette annexe.

Presque tous les bâtimens consacrés aux aliénés sont disposés en chambres ou en loges ; nous n'aurons occasion que bien rarement de noter des pièces contenant plusieurs lits dans la description des divers quartiers à laquelle nous allons nous livrer.

1° Quartier de l'Ange-Gardien. — Le rez-de-chaussée de la première cour, à gauche en entrant, est occupé par quelques pensionnaires de deuxième classe, ceux de troisième classe, et quelques indigens paisibles. Il comprend vingt-une loges, dont deux à trois lits, les autres à un seul. Un réfectoire-promenoir, une chambre de bains à six baignoires, font partie de cette division.

Le premier étage est affecté aux pensionnaires de la première classe et à ceux de la deuxième. Il contient dix-huit chambres, dont seize à un lit et deux à deux lits.

Le rez-de-chaussée de la deuxième cour, occupé par les indigens calmes, offre vingt-six loges, dont trois à quatre lits, et les autres à un seul lit ; plus un réfectoire-promenoir et une chambre de quatre bains.

Tout le quartier de l'Ange-Gardien est plafonné; le rez-de-chaussée est généralement carrelé ; la deuxième cour offre seulement quatre loges planchéiées ; le premier est tout planchéié.

Les pièces de réunion, réfectoires-promenoirs, sont seules chauffées par des poêles.

Les pièces à plusieurs lits servent d'infirmerie.

Les cours ont de longueur, l'une 25 mètres, l'autre 22 ; toutes deux ont 18 mètres de largeur.

2° Quartier Saint-Charles ; division des hommes agités, furieux. — Il contient treize loges au rez-de-chaussée, dont huit à un lit, et cinq à deux lits, rangées autour d'une cour rectangulaire.

Un côté de la cour s'élève d'un premier étage, donnant sur une galerie et qui a onze chambres, dont une à trois lits, cinq à deux lits, trois à un lit ; un chauffoir est à la suite de cette galerie.

Le rez-de-chaussée est voûté et carrelé ; le premier n'est pas plafonné ; il est planchéié.

3° L'annexe occupée par bail à loyer ne doit pas nous occuper, puisqu'elle va être abandonnée. Disons seulement qu'elle renferme trente lits distribués dans un dortoir et vingt-cinq autres couches disséminées dans six chambres ; elle a une cour donnant sur la route.

4° Quartier Saint-Michel. — Le rez-de-chaussée de la première cour, à droite en entrant, affecté aux femmes pensionnaires de troisième classe, contient dix-huit loges, dont deux à trois lits, les autres à un seul.

Un réfectoire-promenoir et une chambre de cinq bains font partie de ce quartier.

Treize chambres au premier sont consacrées aux pensionnaires de première et de deuxième classe ; une seule de ces chambres contient trois lits. Un réfectoire a pris la place, à cet étage, de quelques loges.

La deuxième cour est affectée aux indigentes paisibles ; le rez-de-chaussée présente seize chambres, dont deux à quatre lits, deux à trois lits, une à deux lits, les autres à un seul lit.

Le quartier Saint-Michel est plafonné en entier ; le rez-de-chaussée est carrelé, le premier planchéié. Les salles de réunion sont seules chauffées. Les cours ont dix-neuf mètres de long sur douze de large.

5° Quartier Saint-Charles ; division des femmes. — Au rez-de-chaussée, seize loges, sur lesquelles une à quatre lits, deux à deux lits, les autres à un seul. Toutes ces loges sont voûtées ; deux sont planchéiées, les autres dallées.

Au premier est une salle pour les épileptiques, ayant six lits, carrelée, non plafonnée, chauffée par un poêle. A la suite est une autre chambre de trois lits. Au deuxième étage, huit lits sont réunis dans un grenier, et sont encore occupés par des aliénées.

Dans le même corps de bâtimens, au premier étage, à la suite des pièces que nous venons de mentionner, sont les salles consacrées à l'hospice civil fondé, ou plutôt enrichi, par le duc d'Épernon.

Cet hospice est composé de trois salles, une pour les hommes, ayant sept lits, et deux servant aux femmes, contenant l'une cinq lits, l'autre quatre ; ces pièces sont chauffées par des poêles, non plafonnées, carrelées.

6° Le bâtiment des Capucins a reçu, dans une pièce au rez-de-chaussée, carrelée, non plafonnée, sept lits affectés aux convalescentes. Une autre chambre contient deux lits pour des infirmières. Placé dans l'angle nord-est du jardin, il est complétement isolé du reste des constructions.

7° Il en est de même du bâtiment connu sous le nom de Saint-Cyr, encore plus éloigné des bâtimens centraux et occupé par des femmes incurables, mais tranquilles ; dix-neuf lits sont distribués dans quatre pièces, basses, humides, en mauvais état.

Les divers services, celui de la cuisine, de la pharmacie, de la lingerie, de la buanderie, sont placés le plus souvent dans des locaux peu convenables et isolés, dont la position augmente singulièrement les difficultés du service. Les projets depuis long-temps à l'étude, et qui ne tarderont pas sans doute à être mis à exécution, feront disparaître ces inconvéniens, et bien d'autres encore qui ressortent, quoique nous ne les ayons pas signalés d'une manière particulière, de la description que nous avons donnée.

Le vaste espace de terrain qui enveloppe l'asile, si favorable aux aliénés que l'on utilise le plus possible à la culture, permettra de donner facilement à cette maison les vastes développemens reconnus nécessaires dans les établissemens de cette nature.

Le personnel hospitalier se compose de : un directeur, un médecin en chef interne, chargé spécialement du service des hommes, un médecin-adjoint externe, chargé du service des femmes, un aumônier externe, un receveur, un économe, un commis aux écritures, un surveillant, treize sœurs, treize converses, dix infirmiers, deux infirmières laïques, cinq employés à divers titres.

Le pain est confectionné dans l'asile ; la viande, au prix de 82 c. le kilo.

Le tarif des dépenses d'entretien, de séjour et de traitement des personnes admises dans l'asile de Cadillac a été fixé, ainsi qu'il suit, pour 1843 :

Journée de 1re classe	....	3 fr.	30 c.
2me —	....	2	20
3me —	....	1	65
4me —	....	1	»

Ce dernier prix est celui payé pour les aliénés entretenus aux frais du département de la Gironde.

Le régime alimentaire pour les aliénés de Cadillac se compose :

Pour les pensionnaires de première classe, de déjeuner, dîner et souper : à déjeuner, à dix heures et demie, ils ont généralement du chocolat, ou du café, ou du fruit ; à dîner, le potage, quatre plats, dont ordinairement deux de viande, un de légume, un de poisson, plus un plat de dessert; à souper (à cinq heures), un rôti, une salade, un légume, et un plat de dessert.

Les pensionnaires de première classe ont soixante-quinze centilitres de vin par jour.

Pour les pensionnaires de deuxième classe, le déjeuner est le même; le nombre des plats du dîner, au lieu d'être de quatre, est réduit à trois ; le souper est le même que pour la première classe, à l'exception du dessert, qui est supprimé.

Pour les pensionnaires de troisième classe, le déjeuner est encore le même ; ils ont deux plats à dîner ; seulement le souper ne comprend plus que deux plats, sans dessert.

La ration de vin pour les pensionnaires de deuxième et de troisième classe est de cinquante centilitres par jour.

Pour les indigens, le déjeuner se compose d'un simple morceau de pain. A dîner, le bouilli (cinq jours de la semaine) ; la portion est de cent cinquante grammes crus. Les jours maigres, le bouilli est remplacé par la morue. A souper, la soupe, un plat de légumes ou de pommes de terre.

La ration de pain pour la journée entière se compose de sept cent cinquante grammes, et celle de vin de trente centilitres, dont moitié à dîner et moitié à souper.

Le régime des femmes est le même que celui des hommes. La seule différence est dans la quantité de pain et de vin : les pensionnaires reçoivent trente centilitres de vin par jour ; les indigentes ont six cents grammes de pain par jour et vingt-cinq centilitres de vin.

L'ordonnance royale du 7 février 1844 a réglé, comme pour l'asile de Bordeaux, les proportions du concours des communes aux dépenses des aliénés dangereux et à celles des aliénés non dangereux.

Quinze places sont affectées aux aliénés non dangereux ; mais en fixant ce nombre de places, le conseil général a cependant décidé que l'on maintiendrait les aliénés indigens, inoffensifs, des deux sexes, qui y existaient à l'époque de la loi du 30 juin 1838.

§ III. — *Tableaux statistiques.*

1° Mouvement de la population de l'asile d'aliénés de Cadillac, depuis 1839.

ANNÉES.	SITUATION au 1er janvier.	NOMBRE des ENTRÉES.	SORTIS.	DÉCÉDÉS.	RESTANT au 31 décemb.
1839	244	71	37	21	257
1840	257	80	39	45	253
1841	253	76	40	22	267
1842	267	68	57	30	248
1843	248	63	42	23	246

2° Mouvement détaillé de la population de l'asile de Cadillac en 1843.

	Hommes.	Femmes.	Total.
Il existait au 1er janvier 1843	133	115	248
Il a été admis en 1843	30	33	63
Total	163	148	311
Il en est mort	16	7	23
Le nombre des sorties, par guérison ou autrement, de	21	21	42
Total	37	28	65
Il restait au 31 décembre 1843	126	120	246

Partant, le nombre des journées a été de........ 92,377

Les dépenses se sont élevées à........ 120,759 fr. 58 c.

Les ressources — à........ 137,224 »

D'où suit, pour dépense moyenne de l'aliéné........ 1 fr. 30 c. 79[1000

3° Professions des aliénés, d'après l'état de la population en 1843.

		Hommes.	Femmes.	Total.
Professions libérales.	Culte, droit, médecine, belles-lettres, employés	19	2	21
	Rentiers, propriétaires	10	»	10
	Militaires	5	»	5
	Artistes	»	»	»
	Négocians, commerçans	»	»	»
	Marchands en détail	»	6	6
Professions mécaniques.	Ouvriers en bois	12	»	12
	— fer	2	»	2
	— or et argent	1	»	1
	— autres métaux	1	»	1
	— filature et tissus	6	»	6
	— bâtimens	4	»	4
	— cuir et peaux	4	»	4
	— teinture	4	»	4
	— comestibles, boissons et objets de bouche	»	3	»
	— objets d'habillemens et objets de luxe	»	14	14
Gens occupés de travaux aratoires		48	10	58
Gens de peine		»	19	19
Domestiques		»	17	17
Sans profession		10	40	50
Professions inconnues		6	9	15
Totaux		126	120	246

4° Causes présumées de l'aliénation, d'après la population de 1843.

		Hommes.	Femmes.	Total.
Causes phyisques.	Effets de l'âge	1	2	3
	Idiotisme	3	14	17
	Irritabilité excessive	»	1	1
	Excès de travail	»	»	»
	Dénûment	»	4	4
	Onanisme	4	»	4
	Maladies de la peau	1	»	1
	Coups, blessures	1	»	1
	Syphilis	»	»	»
	Hydrocéphale	1	»	1
	Épilepsie, convulsions	14	9	23
	Fièvre, phthysie, maladies de cœur	»	2	2
	Émanations de substances malfaisantes	»	»	»
	Abus de vin et liqueurs	5	»	5
Causes morales.	Amour et jalousie	3	10	13
	Chagrin	3	14	17
	Événemens politiques	5	»	5
	Ambition	27	5	32
	Orgueil	12	4	16
	Religion mal entendue	4	6	10
Aliénation simulée		»	»	»
Causes inconnues		44	49	93
	Totaux	126	120	246

5° Classement des aliénés d'après le caractère de leur folie, au commencement de 1845.

(Nous devons les données de ce tableau à l'obligeance de MM. Levillain, médecin en chef, et Moreau, médecin-adjoint de l'asile.)

	Hommes.	Femmes.	Total.
Démence calme	10	19	29
Démence agitée	6	4	10
Délire maniaque intermittent	14	4	18
— périodique	2	»	2
— général, continu ou intermittent	44	46	90
— furieux	1	»	1
Lypémanie mélancolique	11	8	19
— religieuse	2	2	4
— suicide	»	1	1
— sans délire	1	»	1
Démonomanie	»	1	1

	Hommes.	Femmes.	Total.
Érotomanie	»	1	1
Nymphomanie	»	2	2
Hallucinés avec calme	»	2	2
— agités	»	6	6
— avec penchant à l'homicide	5	»	5
— — au suicide	1	»	1
— — à l'incendie	1	»	1
Phrénasthénie	7	1	8
Épilepsie avec complication de délire maniaque	7	8	15
Épilepsie et idiotie	5	»	5
Paralysie générale	3	5	8
— hémiplégique	1	»	1
Imbécillité	11	4	15
Stupidité	1	2	3
Idiotie	»	8	8

3° NOTES POUR SERVIR A LA RÉDACTION D'UN PROGRAMME GÉNÉRAL D'ASILE D'ALIÉNÉS.

§ 1er. — *Nécessité d'un programme général.*

Les descriptions que nous avons données de l'état actuel des asiles d'aliénés de Bordeaux et de Cadillac, ont fait juger à quiconque est tant soit peu familiarisé avec les établissemens de cette nature, que ces deux maisons sont loin de présenter les dispositions architecturales qu'exigent l'hygiène et le traitement de l'aliénation mentale. Il est malheureusement un très-grand nombre d'asiles en France qui offrent des vices semblables. Les écrits de M. Ferrus et de quelques autres médecins ont amené sans doute des progrès qui ont été réalisés en grande partie dans plusieurs établissemens construits depuis ces dernières années; mais combien en est-il qui n'ont pas changé de face, malgré les conseils des hommes les plus compétens ! Peut-être ces progrès eussent-ils été plus rapides, si un programme général de construction, émané de l'autorité supérieure, eut été donné pour guide aux architectes, aux directeurs et aux commissions administratives. La distribution d'un asile est en effet soumise à de certaines conditions, indépendantes des localités, et qui doivent se retrouver partout. D'un autre côté il n'existe qu'un bien petit nombre d'architectes qui, suivant le sage précepte de Vitruce, aient étudié la médecine ; bien peu consultent même les ouvrages des médecins, lorsqu'ils sont appelés à dresser des projets de ce genre. Un programme en pareille occasion serait donc un résumé de recherches importantes, et suppléerait en grande partie à ce défaut d'études préalables que nous remarquons chez presque tous les architectes. Devenu aujourd'hui le complément indispensable des réglemens qui ont réorganisé en France le service des aliénés, ce travail sera certainement publié avant longtemps ; car son émission seule permettra de marcher d'une manière sûre dans la voie des améliorations. En attendant que nous le possédions, nous allons étudier les nombreux écrits des médecins sur cette matière, et tâcher de suppléer à cette lacune, en formulant un essai de programme, dans lequel nous résumerons l'ensemble des dispositions que doit offrir un asile d'aliénés.

§ II. — *Question de propriété des asiles.*

Mais avant d'entrer en matière, qu'on nous permette quelques mots sur une question préjudicielle fort essentielle à vider. Dans beaucoup de localités, des contestations se sont élevées sur la propriété des asiles, à l'occasion de la loi du 30 juin 1838, et souvent ces difficultés ont paru un obstacle à toute amélioration matérielle. Démontrons que c'est à tort qu'on s'est arrêté devant ces prétentions, qui, quoi qu'il en soit au fond, ne doivent faire rien changer dans le mode de procéder.

La loi ne reconnaît que deux sortes d'asiles : les uns publics, les autres privés. Cette distinction est toujours facile à établir ; car l'asile privé est celui dirigé dans une vue d'industrie particulière, sous la seule surveillance de l'autorité. Tous les autres asiles sont asiles publics, puisque la législation n'admet pas de caractères intermédiaires. Or, l'effet de la législation a été de provoquer une véritable expropriation, sinon quant au fonds, au moins quant au mode de jouissance ; ainsi *tous* les asiles *publics* ont échappé aux commissions administratives et sont devenus des établissemens ayant une vie propre, administrés par un directeur, sous la surveillance d'un comité consultatif, *commission de surveillance.*

Peu importe maintenant que le sol occupé par un asile, que les bâtimens qui couvrent ce sol soient la propriété de la commune ou du département qui les aura fait construire. Le mode d'administration est toujours le même; la seule différence qui en résulte, c'est que les boni, lorsqu'ils ne seront plus absorbés par des améliorations dont le gouvernement est juge, reviendront à la commune ou au département (1). Toutefois, la commune n'aurait de droits à élever que dans le cas où la fondation par elle faite serait postérieure à la loi du 23 messidor an II, qui a prononcé la réunion au domaine national de l'actif et du passif de tous les établissemens de bienfaisance. Si cette fondation était antérieure, alors l'établissement s'appartiendrait à lui-même, d'après l'opinion de MM. Durieu et Roche, et les bénéfices devraient être employés à réduire le prix des pensions (2).

---

(1) Voir la note B.

(2) *Répertoire de l'administration et de la comptabilité des établissemens de bienfaisance*, par MM. Durieu et Roche, t. Ier, pages 105 et 127.

Les discussions soulevées au sujet du droit de propriété sont donc entièrement indifférentes pour les projets de construction, et, quelle que soit la solution de ces discussions, la marche à suivre pour l'amélioration de ces bâtimens ne subit aucune variation. Puisque les asiles jouissent, par l'effet de la législation nouvelle, de la vie civile, ils peuvent même contracter des emprunts, et certains qu'ils sont presque toujours de réaliser des bénéfices sur les prix des pensions, ils ne doivent pas hésiter à entrer dans une voie qui leur donne le moyen d'obtenir immédiatement des améliorations qu'ils ne pourraient autrement effectuer que dans un temps éloigné.

§ III. — *Conditions générales pour la construction d'un asile.*

Cette question éclaircie, occupons-nous d'un programme pour la construction d'un asile. Nous ne dirons rien sur l'assiette de l'établissement : aux conditions d'une bonne aération, d'une eau abondante, qui font donner la préférence aux environs des villes pour établir les hôpitaux en général, se joint, pour un asile, le grand développement qu'exigent les bâtimens. Dans un écrit récent (1), nous avons rappelé les règles générales qui doivent présider au choix du local ; nous avons aussi retracé les préceptes donnés par Esquirol, dans son ouvrage *des Maladies mentales*, pour l'établissement d'un asile d'aliénés. Tous les auteurs qui ont écrit sur cette matière, MM. Pinel, Ellis, Ferrus, Brière de Boismont, etc., ont posé des règles analogues, qui peuvent se résumer ainsi :

Réunir les habitations des employés et les services généraux en un ou plusieurs corps de logis, qui soient tous à portée des quartiers d'aliénés ;

Placer les différens sexes de chaque côté de ces bâtimens ;

Disposer chaque quartier, de telle sorte que les loges, les chambres particulières, les salles communes, les infirmeries, les dortoirs, les salles de réunion, les salles de bains, de dou-

---

(1) *Instruction sur les meilleures dispositions hygiéniques à adopter dans l'établissement des hôpitaux et des hospices;* Bordeaux, Balarac, in-8° de trois feuilles, 1844.

ches, etc., occupent trois côtés d'un rectangle, dont le quatrième aura la vue d'un jardin, et sera fermé ;

Border chaque cour de galeries couvertes formant préaux, et planter des arbres au milieu ;

Faire ouvrir les portes sur un corridor disposé en arrière, parallèlement à chaque bâtiment.

§ IV. — *Combien de quartiers doit renfermer un asile.*

Les meilleures méthodes de traitement courent risque d'échouer, si une bonne division n'a été établie parmi les aliénés. Le médecin a une autorité absolue pour opérer chaque classement individuel ; mais doit-il aussi être laissé libre d'adopter les principes de classification qui lui paraissent les meilleurs ? Nous ne le pensons pas. La science, bien qu'il lui reste encore de grands progrès à faire, en ce qui touche l'aliénation mentale, est assez avancée pour être tenue d'indiquer la meilleure classification ; l'état d'incohérence que présentent entre eux, sous ce rapport, les divers asiles, révélait une phase de tâtonnemens, d'expériences, qui touche aujourd'hui à sa fin. La question que nous allons traiter est donc devenue d'un intérêt dominant dans la construction d'un asile, et son étude mérite le plus grand soin. Sa solution varie évidemment selon le degré d'importance de l'asile : un vaste établissement comportera un plus grand nombre de subdivisions qu'un petit; mais tâchons de résoudre cette question d'une manière générale, et pour cela consultons d'abord les divers auteurs qui ont traité avec nous ce sujet.

Le *Dictionnaire de médecine* (1) se borne à quelques idées générales d'après Pinel. « M. Pinel a particulièrement insisté sur la nécessité de classer les aliénés, et de séparer ceux qui peuvent se nuire, de réunir ceux qui peuvent contribuer réciproquement à leur guérison. Un asile d'aliénés doit donc se composer de plusieurs quartiers plus ou moins isolés les uns des autres. Ainsi, il faut un quartier pour chaque sexe, une division pour les aliénés agités, une seconde pour les aliénés tranquilles, une troisième pour les convalescens, une quatrième pour les aliénés affectés de maladies accidentelles. Il ne serait pas inutile d'avoir une division pour les aliénés malpropres et les démens, et une autre

(1) T. XIII, article *Folie* (Georges).

pour quelques malades furieux, bruyans, et pour quelques aliénés d'un caractère indomptable qu'on y enverrait pour les punir. Il est surtout important d'isoler les sexes, les convalescens et les malades qui ont eu de mauvaises mœurs, ou qui tiennent des propos obscènes et commettent des actes illicites. Chaque division doit avoir une cour plantée d'arbres, et, autant que possible, un jardin pour servir de promenade aux malades. »

M. Desportes, dans un projet d'hôpital pour l'aliénation mentale, publié en 1824, admet douze sections pour chaque sexe: 1° fous furieux en traitement; 2° fous furieux incurables; 3° fous tranquilles en traitement à placer en loge; 4° fous tranquilles incurables à placer de même en loge; 5° fous épileptiques furieux; 6° fous épileptiques tranquilles; 7° fous tranquilles en traitement à placer en dortoir; 8° fous tranquilles incurables à placer de même en dortoir; 9° mélancoliques; 10° imbécilles; 11° malades accidentellement; 12° convalescens (1).

Esquirol demande des logemens séparés pour les catégories suivantes: 1° aliénés féroces; 2° maniaques non méchans; 3° mélancoliques tranquilles; 4° monomaniaques bruyans; 5° aliénés en démence; 6° ceux qui sont sales: 7° fous épileptiques; 8° ceux qui ont des maladies incidentes; 9° convalescens.

Ce serait donc neuf divisions. Cependant, dans le projet annexé à l'ouvrage d'Ellis (2), on ne trouve figurés que six quartiers distincts, consacrés aux catégories ci-après: 1° idiots; 2° gâteux; 3° furieux; 4° tranquilles; 5° tranquilles; 6° criards.

M. Ferrus, dans le plan dressé d'après ses indications par M. Philippon, architecte, ne demanderait que cinq divisions, savoir, deux pour les furieux et turbulens, et trois pour les incurables tranquilles et les convalescens.

M. Pasquier, ex-médecin de l'hospice de l'Antiquaille, à Lyon (3), propose quatre divisions principales: 1° division des épileptiques, admettant deux subdivisions: aliénés et furieux, non aliénés et paisibles; 2° division des incurables, comprenant les infirmes et paralytiques, les turbulens et furieux, les incu-

---

(1) Ferrus. *Des aliénés*, liv. cité.

(2) *Traité de l'aliénation mentale;* Paris, Just Renouvier, 1840.

(3) *Essai sur les distributions et le mode d'organisation, d'après un système physiologique, d'un hôpital d'aliénés;* Lyon. Louis Perrin, 1835, in-8°.

rables calmes et tranquilles; 3° division des curables, qui se subdivise en malades entrans, malades turbulens et furieux, malades tranquilles; 4° convalescens; dans cette division se place l'infirmerie.

A Nantes, dont l'asile a été construit en 1834 (1), on remarque sept pavillons, affectés aux divisions suivantes : 1° maniaques agités; 2° maniaques furieux et mélancoliques dangereux; 3° épileptiques aliénés; 4° ateliers et maniaques tranquilles et mélancoliques; 5° pensionnaires tranquilles de troisième classe (il y a dans cet asile trois classes de pensionnaires, et la troisième classe est celle qui paie les prix de pension les plus élevés); 6° convalescens au rez-de-chaussée, malades au premier étage, aliénés gâteux au deuxième étage, et terrasses servant de préau; 7° pensionnaires tranquilles de troisième classe.

La population de cet asile était, il y a peu de temps, de 512 individus, savoir, 237 hommes et 275 femmes. Les divisions ci-dessus sont répétées pour chaque sexe.

A Rodez, dont l'asile offre beaucoup moins d'importance, on a admis les divisions suivantes : 1° convalescens; 2° curables; 3° gâteux au rez-de-chaussée, malades accidentellement au premier étage; 4° incurables; 5° pensionnaires.

M. Brière de Boismont (2) remarque que les divisions les plus usitées sont celles de curables et incurables; celles des curables comprenant les monomaniaques, les maniaques, les suicides, les furieux, quelques stupides et démens; celle des incurables, comprenant les monomaniaques et les maniaques à types rémittent, intermittent, périodique, les démens, les imbécilles et les idiots; les convalescens et les épileptiques occupent encore le plus souvent des quartiers à part. Mais ces divisions sont incomplètes : aussi l'auteur propose-t-il, dans le plan d'asile annexé à son mémoire, neuf divisions pour chaque sexe : huit sont rangées sur deux lignes de chaque côté des bâtimens centraux; la neuvième est à l'extrémité sur chaque côté; un côté appartient aux hommes, l'autre aux femmes.

---

(1) *Annales d'hygiène et de médecine légale*, 1840, t. XXIII; mémoire de M. Camille Bouchet.

(2) *Mémoire pour l'établissement d'un hospice d'aliénés*; Paris, P. Renouard, 1836.

Le quartier le plus éloigné, celui placé à chaque extrémité, est affecté aux furieux.

Trois quartiers sont affectés aux malades en traitement : un aux monomaniaques et aux suicides; deux aux aliénés atteints de délire aigu et aux maniaques.

Cinq appartiennent aux incurables, savoir : deux aux imbécilles, aux démens, aux idiots ; deux servent à l'infirmerie, aux gâteux, aux paralytiques ; un aux épileptiques.

Les convalescens habitent le pavillon de l'administration.

Enfin voici la division de M. Scipion Pinel (1). Il suppose un asile pour 150 aliénées, et il les distribue dans six quartiers, affectés savoir : 1° à l'infirmerie ; 2° aux convalescentes ; 3° aux aliénées paisibles en traitement ; 4° aux aliénées paisibles incurables, imbécilles, démens ; 5° aux aliénées agitées, incurables, épileptiques ; 6° aux furieuses en traitement.

Cet auteur suppose en outre une salle de réception et des pavillons isolés pour les plus furieuses, celles qui crient constamment ou qui tiennent des propos obscènes.

Dans l'exposé de ces divers systèmes, un point sans doute aura frappé : c'est leur peu d'uniformité, d'harmonie sur un point que tous les médecins cependant proclament d'un commun accord un des plus importans pour le traitement de l'aliénation mentale, et qui constitue en outre une des données les plus essentielles pour l'architecte appelé à dresser un projet d'asile. Tâchons donc de faire un choix au milieu des nombreuses divisions que nous avons indiquées.

Il semble d'abord résulter, comme conséquence immédiate de l'importance des divisions, que l'asile qui en offrira le plus grand nombre sera le plus perfectionné. Cependant, si le nombre des divisions peut varier suivant l'importance de l'asile, il y a aussi une limite supérieure qui est imposée par les frais de construction ; il y a de même une limite inférieure qu'il est encore plus essentiel de fixer, puisqu'elle touche à la guérison des aliénés.

Dans les asiles qui réunissent les deux sexes (et c'est le plus grand nombre), les divisions doivent être doublées ; elles devront être quadruplées à raison des pensionnaires, en admettant

(1) *Traité complet du régime sanitaire des aliénés;* 1836, in 4°.

la moindre importance de l'asile. Il nous paraît, en effet, bien peu rationnel de réunir tous les pensionnaires comme à Rodez, quel que soit le genre de leur folie, ainsi que donne lieu de le supposer le plan de cet asile qui a été mis sous nos yeux. Ce qu'il importe de procurer aux malades d'une classe aisée, et cela bien avant les avantages du confortable, ce sont des soins médicaux bien entendus. Les bonnes divisions étant la première condition d'un hospice d'aliénés, les pensionnaires, quoique moins nombreux, doivent, en général, être placés dans des catégories au moins aussi multipliées que les indigens. Nous insistons tellement sur ce point, que nous croyons qu'il serait plus convenable de mêler les pensionnaires avec les indigens pour les classer méthodiquement, que de les grouper tous ensemble, ou par classe de prix de pension. Ce mélange de personnes d'une classe aisée, et par suite de goûts distingués, avec des personnes qui ont occupé dans la société un rang inférieur, et dont les mœurs peu policées se montrent dans une nudité complète, pourrait exercer une influence funeste sur les aliénés du premier genre. Bien des familles, par délicatesse de sentiment, répugneraient aussi, avec fort juste raison, de réunir des individus qui leur sont toujours chers à des personnes d'une classe inférieure; et, sous ce dernier rapport, la position financière de l'asile, qui adopterait ce principe de mélange, pourrait voir ses finances en éprouver un effet fâcheux. Ce ne sont tout au plus que les idiots, les démens, les aliénés, en un mot, privés de toute perception, pour lesquels on peut, à notre avis, se dispenser de distinguer les pensionnaires des indigens.

En présence de cette nécessité de doubler pour les sexes, de quadrupler pour les pensionnaires et les indigens, on comprend aisément combien, au point de vue financier, il est essentiel de ne pas admettre de division qui ne soit réclamée par une nécessité bien reconnue. Aussi n'hésiterons-nous pas à déclarer inadmissibles les idées émises par M. Desportes, qui demande douze catégories; ce qui en définitive conduirait, d'après nos principes, à quarante-huit. Il en sera de même de la division de M. Esquirol. M. Brière de Boismont n'a point tenu compte, pas plus que les précédens, de la séparation des pensionnaires et des indigens, et cette omission rend encore, selon nous, ses plans incomplets. La division en curables et en incurables nous paraît vicieuse, ainsi qu'à ce dernier auteur, et nous ne saurions dès lors adopter les vues de M. Pasquier, de Lyon : un curable agité nous semble, en effet, pouvoir être classé sans inconvénient, tant que son état persistera, à côté d'un incurable, qui sera agité à peu près au même degré.

De toutes les divisions que nous avons citées, celle qui nous paraît réunir un caractère suffisant de simplicité, pour ne pas être impossible, aux conditions de salutaire influence réciproque des aliénés, est celle de M. Scipion Pinel. Ses divisions pourront être augmentées dans les asiles les plus importans; alors de nouvelles catégories seront établies, principalement pour les aliénés paisibles en traitement, qui présentent ordinairement la population la plus nombreuse. Le point principal, c'est qu'on ne soit pas obligé de confondre les aliénés en traitement avec des sujets dont l'état pourrait exercer une influence funeste sur les premiers, condition qui se trouve résumée dans ce principe général de toute classification, que « *ce n'est pas d'après le genre du délire, mais d'après l'intensité des symptômes, que doivent être établies les distributions des aliénés dans les hôpitaux consacrés à leur traitement* ». Or, en général, ce principe pourra recevoir une application suffisamment rigoureuse, si dans un asile destiné à recevoir deux cents individus d'un seul sexe, les quartiers ne sont pas établis pour plus de trente à trente-cinq personnes.

M. Scipion Pinel a proposé une infirmerie générale ; quelques médecins pensent qu'il serait nécessaire d'en établir une par quartier. Si l'on considère que le caractère de l'aliénation se modifie complétement, dès qu'un insensé est atteint d'une maladie incidente, si l'on songe en outre aux avantages du régime et des soins que l'on ne peut guère convenablement donner aux malades que dans une salle d'infirmerie, on sera porté à partager les idées de M. Scipion Pinel.

« Le nombre des enfans aliénés n'est pas assez grand, pour qu'on puisse créer pour eux des divisions spéciales. Toutefois, il convient de les isoler, autant que possible, ou tout au moins de les faire coucher dans des dortoirs spéciaux (1). »

Pour les personnes riches, il n'est point encore suffisant d'avoir construit des quartiers séparés ; on rencontre des familles, qui, ne pouvant conserver auprès d'elles un aliéné, veulent, tout

(1) Pasquier, broch. citée.

en se séparant de lui, et en lui procurant les soins éclairés et intelligens de personnes habituées à traiter des insensés, ne pas augmenter son malheur de la vue d'infortunés semblables à lui et dont il peut être capable encore de comprendre la position. Pour ces familles, il faut de petites maisons avec jardin, composées de plusieurs pièces destinées à un seul aliéné et à ses gardiens. Quelques-unes de ces habitations seront cependant assez vastes pour réunir une famille, et toutes elles présenteront un luxe en harmonie avec les prix élevés de pension qui seront payés; c'est ici surtout que l'architecte évitera l'uniformité et la monotonie qui, rappelant un lieu de guérison, peuvent faire naître la tristesse dans l'esprit de l'aliéné.

§ V. — *Composition d'un quartier d'asile d'aliénés.*

En général, chaque quartier doit se composer des pièces suivantes : 1° dortoir commun et loges; 2° chambres des gardiens; 3° réfectoire; 4° magasin; 5° atelier de travail ou salon; 6° école ou bibliothèque; 7° salle à bains; 8° latrines; 9° préau avec galerie couverte.

Cette composition peut varier suivant les classes des pensionnaires et la nature des maladies. L'importance de chaque quartier ne doit pas non plus être uniforme : elle doit changer suivant le chiffre des populations, dont il importe dès lors de connaître les proportions relatives. L'école et l'atelier de travail se trouveront seulement dans le quartier des indigens; le salon et la bibliothèque ne seront que pour les pensionnaires. Les diverses classes de ces derniers, réunies en un seul quartier, auront des réfectoires séparés, afin que la vue de tables mieux servies les unes que les autres ne puisse exciter de jalousie.

§ VI. — *Importance relative de chaque quartier.*

Nous avons supposé chaque quartier destiné à recevoir une population de trente à trente-cinq aliénés. L'auteur de l'article *Aliénation*, dans le *Dictionnaire de médecine* (1), fait sur ce sujet l'observation suivante : « Tant que l'on n'aura pas déterminé par des calculs rigoureux quel est, terme moyen, le nombre des monomaniaques, des paralytiques, des convalescens, des sujets en

(1) Paris, Béchet, imprimeur, 1835, t. II.

démence, ou enclins au suicide, etc., qui existent ordinairement sur un nombre donné d'insensés, l'on ne construira que des établissemens vicieux. » Cette proportion n'a pas été déterminée, du moins à notre connaissance; nous trouvons seulement, dans le mémoire de M. Brière de Boismont, qu'à Bicêtre on compte un curable sur trois et demi incurables ; à la Salpêtrière, un curable sur six et demi incurables : ces données sont évidemment insuffisantes pour déterminer l'importance relative de chaque quartier. Nous croyons, en outre, que la proportion générale demandée dans les lignes que nous venons de citer, est susceptible de varier avec les influences particulières, c'est-à-dire avec les localités. Ainsi, dans le midi de la France, la folie est bien plus agitée que dans le nord ; il semble donc rationnel de donner comparativement plus d'étendue aux quartiers d'agités dans un asile du midi que dans un asile du nord. M. Sc. Pinel, dont les divisions nous ont paru les plus rationnelles, suppose la répartition suivante d'une population de cent cinquante aliénées :

1° Infirmerie.	12
2° Convalescentes.	28
3° Aliénées paisibles en traitement. .	28
4° *idem* incurables.	28
5° *Id.*, agitées, incurables, épileptiques	28
6° Furieuses en traitement.	12

Il admet en outre quatre aliénées dans le quartier de réception et dix dans les pavillons isolés.

§ VII. — *Disposition en loge ou en dortoir.*

La division en loge ou en dortoir doit varier selon la nature du quartier. La proportion générale, qui résulte des écrits d'Esquirol, serait de dix loges sur cent aliénés (1).

Aujourd'hui cette proportion a été réduite par des observations plus récentes; elles n'est plus que de cinq loges sur cent aliénés; mais cette proposition est générale : elle s'applique à l'ensemble d'un asile. Or, dans le quartier des monomaniaques, des suicides, des maniaques, des furieux, des agités, le nombre des lo-

(1) *Des maladies mentales.*

ges doit être bien plus considérable. Quelques-uns devront rester presque toujours en loges ; un assez petit nombre pourra résider constamment dans un dortoir. Pour ceux-là, nous ne croyons pas exagérer la proportion en la portant à 20 pour 100. Par compensation, les quartiers des convalescens, des mélancoliques, des démens, des imbécilles, des idiots, des gâteux, des paralytiques, n'exigent pas même la proportion de 5 p. 0|0. Les épileptiques doivent rarement être mis en loge, même quand ils ne sont pas aliénés, à cause des accidens qui peuvent résulter du défaut de soins immédiats dans une attaque imprévue, comme elles le sont presque toujours. La proportion de cinq loges pour cent lits est donc ici plus que suffisante. Les pensionnaires coucheront en dortoir comme les indigens. Il ne s'agit pas, en effet, ici d'une mesure d'agrément, mais bien d'une prescription médicale, dont le médecin est dès lors le seul juge. Les seuls moyens de les soustraire à cette règle, toute dans l'intérêt des aliénés, sera de les placer dans une des maisons particulières annexées à l'établissement, et dont nous avons indiqué la nécessité.

Les loges des furieux, des maniaques, des monomaniaques, des suicides, des agités, devront être construites avec une solidité toute particulière ; elles seront dallées, de même que les parties affectées aux gâteux.

§ VIII. — *Certains aliénés peuvent être placés sans inconvénient au premier étage.*

Malgré l'opinion d'Esquirol, qui insista toujours pour que tous les asiles d'aliénés ne présentassent qu'un simple rez-de-chaussée, il est admis aujourd'hui qu'on peut élever les bâtimens au moins d'un premier étage. Il faut seulement apporter une certaine attention dans le classement des malades par étages : les loges destinées aux furieux seront toujours au rez-de-chaussée ; les épileptiques ne seront jamais placés à un étage ; mais les infirmeries, les convalescens, les incurables propres et tranquilles peuvent habiter sans aucun inconvénient le premier étage. Cette disposition offre même la possibilité de diminuer le nombre des quartiers, en restant fidèle cependant à cette règle d'éviter toute communication, de ménager des issues, des préaux, des réfectoires, etc., distincts pour chaque classe.

§ IX. — *Ventilation et chauffage.*

Une des conditions les plus essentielles à la salubrité des hôpitaux et surtout à celle des asiles réside dans une bonne ventilation. Nous avons déjà parlé, il y a quelque temps, des calorifères à air, à eau chaude, à vapeur ; nous avons comparé leurs avantages, fait ressortir leurs inconvéniens. Nous avons dit quelques mots sur les perfectionnemens apportés par M. Léon Duvoir, par M. Grouvelle, dans le chauffage de plusieurs grands bâtimens ; nous avons cité les résultats des expériences qui ont été faites dans la maison royale de Charenton, par une commission composée en grande partie de membres de l'Institut. Nous ne reviendrons pas sur ce que nous avons déjà dit, et nous renverrons à la *Revue générale de l'architecture et des travaux publics* ceux qui seraient curieux de connaître d'autres procédés de chauffage et de ventilation très-perfectionnés, mis en application par René Duvoir dans plusieurs hôpitaux et hospices de la capitale (1). Ces procédés sont moins dispendieux, quant aux frais de premier établissement, que ceux de M. Léon Duvoir et de M. Grouvelle ; mais ils le deviendraient probablement davantage, s'ils étaient employés à chauffer un vaste établissement dans son ensemble. Nous appellerons aussi l'attention des administrateurs d'hospices sur un ventilateur à force centrifuge, décrit dans les *Annales d'hygiène et de médecine légale* (2), et mis en usage dans la filature de coton de Saint-Wandrille, près Rouen. Les frais de construction de cet appareil ne s'élèvent qu'à 100 fr.; il attire quarante à cinquante mètres cubes d'air par minute, et n'exige, pour être mis en mouvement, qu'une force d'un dixième de cheval. La santé déjà altérée des ouvriers s'est rétablie depuis que ce ventilateur fonctionne, et l'Académie royale des sciences de Rouen a rendu le compte le plus avantageux de cette machine très-simple dans son jeu et si peu coûteuse. Son application, dans un grand nombre de salles d'hospices, serait donc d'un avantage immense.

Dans un asile d'aliénés, la ventilation et le chauffage sont en-

(1) Voir la note C.

(2) Tome XXX, 1845, p. 115.

core plus indispensables que dans un hôpital ordinaire. « La plupart des aliénés, dit M. Brière de Boismont, exhalent une odeur fétide, qui s'attache aux vêtemens, aux lits, aux meubles et aux murailles. » Toutes les fonctions s'accomplissent en général avec plus d'énergie chez l'aliéné que chez l'individu sain d'esprit ; fonctions disgestives, fonctions respiratoires, etc. A raison de l'activité qui règne dans ces dernières fonctions, les dimensions ordinaires exigées pour une salle d'hôpital seraient peut-être insuffisantes pour un asile. Ces capacités sont, à raison de vingt-quatre heures, de dix-huit mètres cubes pour un galeux, un vénérien ou un convalescent, et vingt mètres cubes pour un fiévreux ou un blessé; mais dans ce calcul on n'a pas tenu compte de la transpiration cutanée, à raison de laquelle il convient sans doute d'exiger pour un asile des dimensions supérieures, qui ne pourraient être précisées qu'après des expériences. M. Brière de Boismont insiste aussi sur la nécessité du chauffage : si les cellules des aliénés, si leurs dortoirs, leurs salles de réunion doivent être larges et bien ventilées, il importe aussi, d'après ce médecin, que ces différentes pièces soient chauffées pendant l'hiver. » Plusieurs faits, plusieurs opinions de médecins célèbres démontrent, dit-il, cette indispensable nécessité de chauffage.

Telle n'était pas cependant en 1834 l'opinion de M. Ferrus. Ce médecin ne reconnaissait la nécessité du chauffage que pour les pièces communes dans lesquelles les malades se réunissent pendant le jour. « Quant aux dortoirs, ajoute-t-il, cette précaution m'a toujours paru inutile et même insalubre; et pour les loges, je crois que, dans l'hiver, la seule précaution indispensable à prendre est de les clore avec soin du côté de l'air extérieur, et surtout d'en couvrir le sol par une couche de paille, quand il n'est pas parqueté. »

On a vu cependant, depuis que ces lignes sont écrites, tout l'établissement de Charenton, un des plus perfectionnés quant à l'ensemble, recevoir dans toutes les loges les moyens de chauffage à l'eau chaude, employés par M. Léon Duvoir.

§ X. — *Nécessité d'une ferme, et en général des moyens de travail.*

Les divers médecins, qui ont écrit sur le traitement de l'aliénation mentale, sont unanimes pour reconnaître que tous les exercices qui procurent du mouvement au corps ont une haute valeur comme moyens curatifs. La culture des champs se place au premier rang des occupations qu'il convient de procurer à l'aliéné. « Outre les avantages moraux que l'esprit retire d'une pareille distraction, il en résulte encore un bien-être physique marqué. L'exercice, en effet, a pour résultat de détourner le sang et l'énergie vitale au profit des forces musculaires, et d'empêcher l'excès de circulation sanguine dans les organes internes (1). »

De nombreux faits viennent à l'appui de cette opinion. Esquirol cite l'exemple d'un fermier d'Écosse, qui a guéri des aliénés en les contraignant à travailler ses champs. Bourgoin (2) assure que les fous riches de l'hôpital de Saragosse ne guérissent pas aussi facilement que les pauvres, parce qu'on ne pouvait employer les premiers à la culture de la terre. M. Ferrus (3) a de même remarqué que les guérisons d'aliénés sont plus nombreuses dans les maisons où les aliénés sont soumis à un travail corporel, que dans les établissemens où le rang social des malades ne permet pas de les soumettre à des travaux de ce genre. Ces exercices, dit-il, peuvent bannir le scorbut, maladie qui n'est pas engendrée seulement par un mauvais régime, mais aussi par le défaut d'action musculaire. La filature et la tisseranderie lui paraissent encore des occupations fort utiles pour les aliénés ; enfin il cite l'exemple de la ferme Sainte-Anne, à Paris, qui procure aux aliénés de Bicêtre une occupation dont ils retirent les plus heureux résultats.

« Les bons résultats de cette mesure, des mouvemens de terre considérables, la parfaite culture de cette ferme, une blanchisserie de toile en pleine activité, peuvent prouver de quoi sont capables, en les conduisant avec douceur, ces hommes que l'on abandonnait naguère au désordre et à l'oisiveté. Sous le rapport de leur guérison et de la solidité de leurs cures, nos résultats, j'en ai la conviction, ne sont pas moins satisfaisans ; et ce qui l'atteste, à mon avis, d'une manière irrécusable, ce sont les modifications salutaires que ce genre de vie inaccoutumé

(1) Ellis, ouv. cité., p. 285.

(2) *Voyage en Espagne.*

(3) Ouv. cit., p. 258.

a déjà fait éprouver, dans leurs constitutions, à presque tous les malades qui y ont été soumis. »

M. Sc. Pinel, partageant les idées de ceux qui ont écrit sur cette matière, fait observer que la distance même de Bicêtre paraît offrir quelques avantages. Cette promenade exerce aussi une nouvelle et heureuse influence sur les malades ; d'où il conclut qu'il n'est pas absolument nécessaire que la ferme soit attenante à l'établissement, et que son éloignement à un quart de lieue, ou même à une demi-lieue, ne nuit en aucune façon aux bons effets qu'on a droit d'en attendre (1).

Après ces faits, après ces heureux résultats constatés, il est permis de s'étonner, avec M. Ferrus, avec M. Sc. Pinel, que le travail, et surtout le travail agricole, ne soit pas organisé dans un plus grand nombre d'asiles.

On peut de même occuper les femmes à quelques travaux de jardinage, aux soins de propreté et aux diverses branches du service intérieur de la maison, tels que la cuisine, la buanderie, etc.; enfin les travaux d'aiguille sont convenables pour un très-grand nombre d'entre elles.

Chez les personnes riches, l'habitude du désœuvrement est la circonstance la plus fâcheuse contre laquelle ait à lutter le médecin d'aliénés. Cependant il est aussi des exercices du corps bons à procurer à cette classe : tels sont l'équitation, la paume, l'escrime, la natation, la gymnastique et les voyages ; ce dernier moyen principalement pour les mélancoliques. Le dessin et la peinture peuvent encore être ajoutés à cette nomenclature. Nous croyons qu'il ne faut user qu'avec réserve de la musique et de la lecture, excellent moyen pour certains malades, mais qui peuvent être très-funestes à d'autres.

§ XI. — *Détails divers de construction.*

Les auteurs, qui ont écrit sur la construction des asiles d'aliénés, ne se sont pas bornés à tracer des plans généraux, des projets d'ensemble ; ils sont entrés dans les détails.

« Les lits seront en fer, dit M. Brière de Boismont, pour tous les malades tranquilles ; ceux des furieux doivent être en

---

(1) Ouv. cité, p. 27.

bois épais et fixés au plancher par les quatre pieds. Les lits des gâteux, paralytiques, auront un fond concave doublé en plomb, percé au milieu d'un trou. »

La construction des portes et fenêtres doit être soumise à des règles spéciales que nous avons déjà indiquées ailleurs, d'après M. Lestiboudois (1).

Dans les réfectoires, et en général dans tout lieu où il convient que l'ordre règne le plus possible, on évitera de placer à la même table les aliénés les uns vis-à-vis des autres. Les siéges seront fixés au mur.

Chaque quartier, avons-nous dit, aura sa salle de bains et de douches, afin que les aliénés des diverses divisions ne soient pas mis en rapport entre eux.

« Les baignoires seront en cuivre; l'eau doit surgir par le fond et tout-à-fait à l'extrémité où sont les pieds. Il est nécessaire d'avoir une ou deux baignoires en bois. Indépendamment du tuyau pour les douches ordinaires, qui est en cuir verni, mobile, fermé par un robinet en cuivre, on peut disposer, dans le plancher supérieur de la salle des bains, des appareils de douches, qui tombent en masse ou en pluie d'arrosoir (1). »

Les baignoires seront établies sur un plancher et jamais sur un carrelage, séparées entre elles par des divisions. La salle de bains sera précédée d'une pièce chauffée, où les malades pourront se déshabiller et s'habiller, et rester même quelques instans après le bain.

La glace est un des plus puissans agens thérapeutiques pour un grand nombre de maladies qui ont leur siége dans le cerveau; aussi croyons-nous qu'une glacière, qui permettrait au médecin de n'apporter aucune parcimonie dans l'emploi de ce moyen curatif, serait d'une grande importance, et que tous les hôpitaux un peu considérables devraient en être munis. Un asile d'aliénés aura donc toujours cette ressource à sa disposition, et sera en conséquence pourvu d'une glacière.

La chapelle ne doit jamais recevoir le public; elle sera placée dans un lieu central de l'asile.

---

(1) Rapport du conseil de salubrité du département du Nord.

(2) *Dictionnaire abrégé des sciences médicales.*

§ XII. — *Conclusion.*

Nous avons indiqué les conditions générales et particulières auxquelles doit satisfaire un asile d'aliénés : il ne reste plus qu'à élever l'édifice d'après ces conditions ; mais ici cesse notre tâche et l'architecte reste seul. Souvent sa mission consistera à chercher les moyens d'utiliser des bâtimens existans, et ces occasions ne seront pas celles où il aura à déployer le moins de sagacité.

Existe-t-il même beaucoup d'architectes capables de dresser un projet de cette nature ? Personne plus que nous n'est convaincu du talent qui distingue, en général, ce corps ; cependant nous dirons franchement qu'un bien petit nombre nous parait avoir fait des études assez sérieuses sur les établissemens charitables, et surtout sur les asiles d'aliénés, soumis à des conditions particulières, pour remplir convenablement une mission de cette nature. Le contrôle éloigné du conseil des bâtimens civils n'est point suffisant pour suppléer à cette insuffisance ; et nous ne voyons de remède au vice que nous signalons que dans la nomination d'un membre de ce conseil, qui serait chargé uniquement du service des bâtimens des maisons d'aliénés. Lorsqu'on a voulu introduire la réforme pénitentiaire, c'est ainsi que l'on a procédé : un membre du conseil des bâtimens civils, M Abel Blouet, riche d'observations sur le régime des prisons qu'il avait été étudier dans les pays étrangers, a été appelé à s'occuper spécialement de ce service. S'est-il agi de construire, d'approprier une prison cellulaire ? M. Blouet est venu dans les cas importans sur les lieux ; l'architecte de la localité s'est mis en rapport avec lui, et sa tâche s'est bornée ensuite à mettre en œuvre les idées qui lui avaient été dictées par un homme spécial. Cette marche, la seule rationnelle, se présente aujourd'hui d'elle-même pour parvenir à l'amélioration des asiles. Si elle n'est pas adoptée, il faudra se résoudre à voir ces établissemens rester long-temps dans un état fâcheux d'imperfection, et les malheureux qu'ils renferment placés sous l'empire de conditions souvent très-peu convenables pour leur guérison.

NOTES.

(A) Indépendamment des relations succinctes, des traits épars dans les diverses chroniques de Bordeaux sur les anciennes épidémies, on possède : *Discours sur les causes de la peste survenue à Bourdeaux, cest an* 1599, *avec la préservation et curation d'icelle*, par Briet (Guill)., Bourdeaux, S. Millanges, 1599, in-8°; *An salubris aër Burdigalensis?* etc., thèse soutenue par Doazan, *Burdigalæ, vidua* P. Brou, 1757, in-4°; *Notice sur les fièvres pernicieuses qui ont régné épidémiquement à Bordeaux en* 1805, par Coutanceau, Paris, Crochard, 1809, in-8°. (Le nombre des décès en six mois s'éleva à 5,060, dont 2,076 à domicile, et 984 dans les hospices.) M. Marchand, médecin des épidémies, a publié, dans les Actes de l'Académie royale des sciences, belles-lettres et arts de Bordeaux, Bordeaux, H. Faye, 1844, premier trimestre, sous le titre de *Appendice pour servir à l'histoire médicale de cette ville*, un résumé intéressant des chroniques bordelaises. Nous aussi, dans des *Notes de statistique et d'administration pratique, touchant les marais*, etc., Bordeaux, Th. Lafargue, 1845, nous avons présenté l'historique des principaux travaux effectués dans les environs de Bordeaux pour l'assainissement de cette ville. Enfin, pour ceux qui voudraient réunir tous les documens publiés sur ce sujet, nous indiquerons, comme guides dans les recherches, la *Liste chronologique des ouvrages des médecins et chirurgiens de Bordeaux*, par Tournon, D.-M., 1799, Bordeaux, Pellier-Lawalle, et le *supplément à la liste*, etc., par le même, 1806, Toulouse, Manavit; deux articles, *Éloges de J. et S. Mingelousaulx*, extrait d'un ouvrage ayant pour titre : *Mémoire pour servir à l'histoire de la médecine et de la chirurgie à Bordeaux, pendant* 1,400 *ans*, par J.-M. Caillau, *Bulletin polym.*, 1818, p. 254 et 264, Bordeaux, Lawalle et comp. (Ce mémoire n'a jamais été imprimé.)

(B) Dans plus d'une localité, cependant, on a vu des communes invoquant une origine antique pour leurs asiles, et, attribuant la fondation ou le patronage à d'anciens jurats, prétendre à la propriété des asiles; mais il y pourrait y avoir, ce nous semble, peu d'avantage à élever une telle prétention. D'après l'article 28 de la loi du 30 juin 1838, les hospices doivent payer une indemnité proportionnée au nombre d'aliénés qui étaient à leur charge ; mais presque tous les hospices reçoivent des subventions communales, dont une portion était affectée aux dépenses des aliénés. En forçant les hospices à contribuer pour les mêmes sommes, cette exigence retomberait donc sur les villes, qui auraient en définitive à payer une part proportionnelle à la subvention qu'elles fournissaient autrefois, et il serait rare que ces subventions ne fussent pas plus élevées que les portions qui incombent à leur charge, d'après le tarif dressé en exécution de la loi du 30 juin 1838. Déjà cependant les asiles d'aliénés étaient souvent un fardeau; il était donc naturel que les communes se félicitassent d'en être débarrassées, et on devait s'attendre à les voir plutôt cacher leurs titres de propriété qu'en exhiber de douteux. Ainsi, l'administration supérieure aurait un moyen facile et sûr d'imposer silence à des prétentions le plus souvent mal fondées, en s'armant de tous les droits que leur donne la loi, et en demandant, par l'intermédiaire des hospices, aux communes, soi-disant propriétaires d'asiles, la portion de subvention qu'elles fournissaient autrefois aux asiles d'aliénés. Le motif secret de ces contestations se trouve presque toujours dans le déplaisir qu'ont éprouvé les commissions administratives en se voyant remplacées par des directeurs. En prononçant cette dépossession, l'ordonnance royale du 18 décembre 1839 n'a fait cependant que changer les gérans de ces établissemens, et on ne peut nier que cette mesure d'administration ne fût du domaine des ordonnances.

(C) Numéros de mars, avril et mai 1844.

Les plans de blanchisserie dressés par M. R. Duvoir et annexés au numéro d'avril, sont incontestablement ce qui a été proposé de plus ingénieux jusqu'à aujourd'hui. A l'aide d'un tuyau communiquant dans le réservoir d'eau chaude, la vapeur comprimée force la lessive à monter; elle se verse d'elle-même sur le linge, aussitôt qu'elle a acquis la température nécessaire, et retourne à la chaudière par un second tuyau. Cette circulation, rendue intermittente, empêche l'écoulement de s'établir par une seule voie, comme il arrive presque toujours par les appareils à jet continu. La personne qui était occupée au coulage devient inutile, puisqu'il suffit d'alimenter le foyer de temps en temps. Ce coulage, fait à vases clos, qui conservent toute la chaleur du liquide, n'exige que quatre à six heures pour un cuvier de deux mètres de diamètre.

L'emploi de ce système procure une grande économie sur la main-d'œuvre et sur le combustible, et comme le linge, mieux chauffé, s'y nettoie beaucoup plus facilement, il en résulte encore une économie sur le savon employé et sur le temps des laveuses.

A l'hospice de la Salpêtrière, le coulage de 1,500 draps coûte... 26 fr. 60 c.
savoir : sel de soude, 40 kilogrammes à 0 fr. 50 c.................. 20 fr. »
Deux hectolitres de charbon, à 5 fr. 30 c......................... 6 fr. 60 c.

M. René Duvoir fait précéder sa buanderie d'une salle pour le triage du linge; à la suite vient une pièce où il est égoutté, et où il est bon, dit-il, si la blanchisserie est importante, de placer un séchoir à force centrifuge, pour priver le linge d'une partie de l'eau qu'il contient avant de le porter au séchoir à air.

Ellis (*Traité de l'aliénation mentale*, p. 397) avait déjà fait connaître que l'asile de Hanwel renfermait une machine mise en mouvement par la vapeur et construite sur le principe d'un moulin à fouler; qu'il contenait aussi une presse hydraulique, qui exprimait l'eau du linge avec moins d'usure pour le tissu et bien moins de travail qu'en le tordant à la main.

Au premier étage, au-dessus de la blanchisserie, M. Duvoir place un séchoir à air chaud pour les temps froids et humides, et au deuxième un séchoir à air libre pour les temps chauds. Du séchoir, le linge passe dans une pièce où il est plié, raccommodé, repassé.

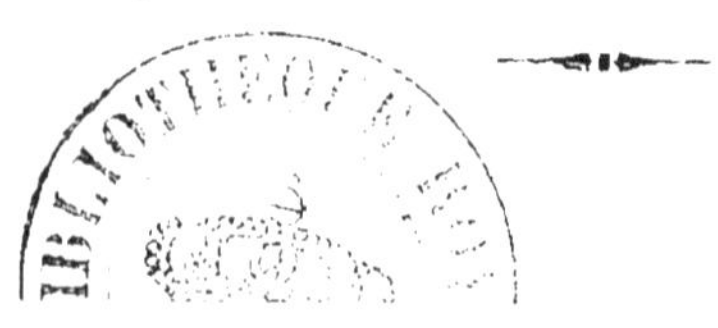

www.ingramcontent.com/pod-product-compliance
Ingram Content Group UK Ltd.
Pitfield, Milton Keynes, MK11 3LW, UK
UKHW020350250726
13967UKWH00005B/2212